Dr G. Cazal

Deux années de vaccination à la Policlinique de Toulouse

JANVIER 1904.

ANNALES
DE
LA POLICLINIQUE

DEUX ANNÉES DE VACCINATION A LA POLICLINIQUE [1]

Par le Dr CAZAL.

A ma clinique particulière pour les maladies des enfants, où le nombre des consultations va sans cesse grandissant, j'ai cru utile d'organiser des séances de vaccination gratuite, que j'ai inaugurées en 1901, pensant bien que ces séances ne tarderaient pas à être fréquentées, et qu'ainsi je pourrais rendre quelque service à la population peu fortunée de la ville.

I.

VACCIN. — SON ORIGINE. — La première question qui se posait était d'avoir au moment voulu la quantité de vaccin nécessaire. Je me suis adressé tout d'abord au service de vaccine de l'Académie de Médecine qui voulait bien me fournir le vaccin dont je pourrais avoir besoin chaque fois.

Mais l'impossibilité de savoir à l'avance le nombre de sujets à inoculer, dans la même séance, ne me permettait pas de fixer, même approximativement, la quantité de vaccin nécessaire. Le nombre des personnes qui se présentent à une séance est, en effet, des plus variables, suivant les circonstances, parfois réduit à vingt, parfois s'élevant à deux cents.

Pour cette raison, j'ai donc dû renoncer à utiliser le vaccin que

1. Travail récompensé par l'Académie de Médecine (médaille d'argent).

l'Académie mettait gracieusement à ma disposition et recourir au vaccin en petits tubes que je me suis procuré à mes frais. Ayant eu l'occasion d'employer, dans ma clientèle, le vaccin de « l'Institut vaccinal de Paris » qui m'a toujours donné d'excellents résultats, et qui, en outre, se trouve en dépôt à Toulouse, c'est de ce vaccin que je me suis servi pour les vaccinations de la Policlinique. De cette façon, il m'a toujours été facile d'avoir immédiatement de nouveaux tubes quand la provision était épuisée, de même que les tubes inutilisés ont pu être rendus au dépositaire aussitôt après la séance. J'ajouterai que, pour atténuer les frais dans la mesure du possible, j'emploie pour chaque inoculation une quantité très minime de vaccin; c'est ainsi, par exemple, que des tubes indiqués comme pouvant servir pour dix ou douze vaccinations, m'ont permis d'en faire environ vingt-cinq, c'est-à-dire le double, sans nuire en rien, bien entendu, à l'efficacité de l'opération, comme le démontrent les chiffres cités plus loin. Ce vaccin s'est toujours montré, en effet, d'une virulence parfaite, ainsi que le vaccin provenant de « l'Institut vaccinal de Berne », dont on a mis gracieusement à ma disposition deux gros tubes suffisants, chacun, pour cent vaccinations environ.

Epoque et nombre des séances. Nombre de sujets vaccinés. — En dehors de toute épidémie, l'époque choisie a été le printemps, pour tenir compte de ce préjugé populaire qui veut que ce soit là le moment favorable pour la vaccination.

C'est par les journaux de la ville — et je suis heureux de les remercier ici du gracieux concours qu'ils ont bien voulu me prêter — ainsi que par une affiche placardée à l'entrée de la Policlinique, que ces séances sont annoncées au public.

Depuis le mois de mai 1901 jusqu'au 1er juin 1903, il y a eu 17 séances, pendant lesquelles j'ai pratiqué 688 inoculations qui se répartissent ainsi par année :

En 1901	4 séances,	59	inoculations.
En 1902	5 —	87	—
En 1903 (jusqu'au 1er juin) ...	8 —	542	—

Epidémie de variole de 1903. — Cette augmentation énorme des vaccinations pendant les premiers mois de 1903, en janvier et février principalement, tient à une épidémie de variole, assez légère d'ailleurs, qui s'est montrée à Toulouse à cette époque.

Les premiers cas ont apparu au faubourg Saint-Cyprien dans un quartier peu salubre, comme cela a lieu le plus souvent, habité surtout par des « gitanes ». Une quarantaine de cas environ ont été nettement constatés en ville, dont une douzaine ont été traités à l'Hôtel-Dieu. L'importance de cette épidémie n'a pas tardé à être fortement exagérée dans le public et une véritable « course à la vaccination » s'en est suivie, aussi bien dans la classe peu élevée que dans la bourgeoisie et les milieux aristocratiques. Comme c'était justement l'époque des visites du jour de l'an, il n'était question, dans les conversations mondaines, que de variole et de vaccination, et cette coïncidence n'a pas peu contribué à exagérer le danger et, par là même, à accroître considérablement le nombre des revaccinations. Le même empressement s'est montré dans les classes inférieures, comme le montre le chiffre très élevé des personnes qui se sont présentées pendant les mois de janvier et février aux séances de la Policlinique.

L'affluence était telle le premier jour que les deux étages de l'escalier ainsi que la salle d'attente étaient absolument remplis de monde. Comme j'étais loin de m'attendre à pareille foule, je dus renvoyer un grand nombre de personnes à une séance ultérieure, après avoir pratiqué 115 vaccinations. A partir de ce moment, mes précautions furent prises et je pus satisfaire à toutes les demandes : c'est ainsi que le 3 février, par exemple, j'ai vacciné 195 personnes.

Cette petite épidémie a eu, en somme, cette heureuse conséquence de faire revacciner une grande partie de la population de Toulouse, ce qui permet d'espérer que, si quelques nouveaux cas de variole viennent à se produire, le fléau ne tardera pas à être enrayé.

Inscription. — Constatation des résultats. — Chaque sujet vacciné est inscrit sur un registre spécial avec son âge, son adresse, ses vaccinations antérieures. Une carte lui est remise portant un numéro d'ordre permettant de le retrouver facilement quand il revient faire constater le résultat de l'opération. Mais, malgré mon insistance, beaucoup ne reparaissent plus, une fois vaccinés, et je ne vois pas autant de vaccines que je le désirerais. Il ne m'a pas été possible, pour cette même raison, d'étudier, comme je l'aurais voulu, les effets des revaccinations aux différents âges, et pourtant les conditions d'observation où je me trouve, par suite de l'extrême diversité d'âge des sujets revaccinés, seraient des plus favorables à cette étude. Je compte bien, dans les années qui suivront, pouvoir néanmoins rassembler quelques données intéressantes à ce sujet. Afin d'engager les personnes inoculées à se représenter à mon examen et d'atténuer en partie cette lacune, je leur délivre désormais sur leur carte, quand ils reviennent, un certificat de vaccination, et j'espère qu'à l'avenir j'aurai bien moins d'abstentions.

PROCÉDÉ OPÉRATOIRE. — La peau est toujours lavée au savon; même les jours de grande affluence, cette précaution n'est jamais négligée. Je signalerai, à cette occasion, quelques insuccès (2 insuccès sur 15) dus à ce que, au début, par suite d'une erreur, l'aide chargé du nettoyage de la peau s'était servi, pour cette opération, d'une solution de sublimé. Chez les sujets inoculés pour la première fois, j'introduis le vaccin par piqûre, tandis que pour les revaccinations, je pratique des scarifications très superficielles. La scarification, en ouvrant à la lymphe vaccinale une plus grande surface d'absorption, permet, chez les sujets déjà immunisés antérieurement, d'augmenter les chances de réussite.

II.

Les 688 sujets inscrits sur mon registre se décomposent ainsi :

Vaccinés (sujets vierges)........................	274
Revaccinés (sujets immunisés antérieurement)....	414

A) **Vaccinations.** — AGE DES SUJETS. — Voici réparties, suivant l'âge des sujets, ces 274 vaccinations :

De 0 à 6 mois..............................	14
De 6 mois à 1 an...........................	34
De 1 à 3 ans...............................	71
De 2 à 5 ans...............................	70
De 5 à 10 ans..............................	42
De 10 à 20 ans.............................	21
De 20 à 30 ans.............................	14
Vaccinés une deuxième fois pour insuccès..........	8

FRÉQUENCE DES VACCINATIONS TARDIVES. — Ce qui frappe tout d'abord dans ce tableau c'est l'âge relativement avancé de la plupart de ces sujets non encore vaccinés. J'ai été étonné moi-même, au début de ces opérations, du retard apporté par les parents à faire vacciner leurs enfants. Comme on peut le voir ci-dessus, ils sont légion ceux qu'on amène déjà âgés de 3 ans, 4 ans et 5 ans; mais ce qui est plus surprenant encore c'est de voir le nombre d'enfants grands et même d'adolescents non immunisés.

J'étais loin de m'attendre à trouver ces faits aussi fréquents : les sujets encore vierges, après leur cinquième année, représentent près de 30 pour 100 de ma statistique. Voilà donc des enfants fréquentant les écoles, des jeunes gens et des jeunes filles travaillant dans les ateliers, qui courent le risque d'être contaminés et constituent en outre un danger pour leurs camarades. Il faut espérer que la nouvelle loi sanitaire, rendant la vaccination obligatoire dans la première année, remédiera dans une assez grande mesure à cet état de choses. On ne doit pas néanmoins trop compter que le public va tout à coup, de lui-même, secouer son inertie et se conformer à une loi que beaucoup ignoreront longtemps encore. C'est en exigeant des certificats de vaccination à l'entrée de toute école, de tout atelier, de toute réunion d'enfants ou d'adolescents, que l'obligation deviendra de plus en plus réelle.

C'est le médecin qui, dans les familles, sera le meilleur auxiliaire de la loi, en exerçant de bonne heure son influence auprès des parents. L'effort doit être surtout dirigé dans les milieux peu aisés, car c'est là que l'on voit le plus d'abstentions. Les médecins de l'Assistance publique, du Bureau de bienfaisance, etc., et ceux qui dirigent des consultations gratuites dans les hôpitaux et les dispensaires devraient toujours, en présence d'un enfant, s'informer s'il a été vacciné et, dans le cas contraire, montrer aux parents la nécessité de le faire sans tarder. C'est ce que je fais moi-même à mes consultations de la Policlinique, et je recrute ainsi nombre d'hésitants qui ne se rendraient pas à la simple annonce d'une séance de vaccination gratuite.

Résultats. — Sur ces 274 vaccinations, 124 résultats seulement ont pu être connus et, sur ce nombre, un seul insuccès a été constaté, c'est-à-dire que la réussite a été de 99,2 pour 100[1]. Sur 8 enfants, inoculés une première fois sans succès, parmi lesquels se trouve mon unique cas personnel, aucun ne s'est montré réfractaire à une deuxième inoculation.

B). **Revaccinations.** — AGE DES SUJETS. — Les revaccinations, au nombre de 414, ont été faites aux âges suivants :

1. J'ai laissé de côté dans cette appréciation les vaccinations faites après lavage au sublimé et qui, comme je l'ai dit plus haut, donnèrent 2 insuccès sur 15, insuccès facilement explicables et qui ne doivent pas entrer en ligne de compte. Ce qui démontre bien que l'emploi de l'antiseptique fut la cause de l'insuccès, c'est que ces deux enfants, vaccinés à nouveau avec le même vaccin, présentèrent de belles pustules.

Au-dessous de 3 ans	3
De 3 à 7 ans	44
De 7 à 15 ans	147
De 15 à 30 ans	139
De 30 à 50 ans	72
Au-dessus de 50 ans	9

RÉSULTATS. — La plupart de ces revaccinations ont été faites en 1903, pendant la petite épidémie de variole que j'ai signalée, et en raison de la grande affluence de ce moment-là, relativement peu de résultats ont pu être connus : 146 seulement, décomposés ainsi :

Succès	42
Insuccès	84
Douteux	20

Si on laisse de côté tous les cas douteux, c'est donc, dans l'ensemble, un tiers de succès.

Mais il est nécessaire de préciser davantage et d'étudier séparément les résultats suivant l'âge des sujets revaccinés, âge qui a été d'une variété extrême, allant de la première enfance à la vieillesse. La proportion des succès est naturellement bien différente, selon qu'on s'adresse à telle ou telle série.

De 2 à 9 ans, je n'ai pas eu un seul succès certain; quelquefois une ou deux pustulettes, très peu développées, mais jamais de vraies pustules.

De 9 à 11 ans	25 pour	100 de succès environ;		
De 11 à 14 ans	28	—	100	—
De 14 à 16 ans	33	—	100	—
De 16 à 20 ans	46	—	100	—

Après cet âge, les chiffres perdent de leur valeur, beaucoup de sujets ayant déjà subi une ou plusieurs revaccinations. Cependant, il me paraît que l'étude des résultats obtenus chez des sujets revaccinés après l'âge de 30 ans offre un intérêt tout particulier.

De 30 à 40 ans, j'ai obtenu 40 pour 100 de succès environ;
De 40 à 50 ans, — 81 pour 100 —

Si l'on considère d'une façon générale la réceptivité des sujets immunisés antérieurement, on voit, d'après les chiffres qui précèdent, que, nulle jusqu'à 9 ans, elle apparaît vers cet âge pour s'ac-s'accroître progressivement jusqu'à 20 ans; puis, beaucoup de revaccinations étant pratiquées vers cette époque de la vie, elle apparaît moins grande, pour se relever de nouveau après 30 ans et se rapprocher de plus en plus, après la quarantaine, de la réceptivité totale des sujets vierges.

Une constatation importante, c'est que, dans les revaccinations après 30 ans, les hommes forment à peu près exclusivement le contingent des insuccès; ce sont les femmes qui fournissent la presque totalité des résultats positifs, la plupart d'entre elles n'ayant pas été revaccinées depuis leur naissance. On voit bien là l'influence bienfaisante, pour les hommes, des revaccinations obligatoires pratiquées aux diverses périodes de leur service militaire ainsi que dans les écoles et certaines administrations.

A QUEL AGE DOIVENT SE FAIRE LES REVACCINATIONS? — Il ressort de cette statistique les deux conclusions suivantes :

1° La première revaccination doit être pratiquée au plus tard dans la neuvième année, l'immunité m'ayant paru conservée jusque-là. Cet âge est un peu plus élevé que celui indiqué par de nombreux auteurs qui admettent la nécessité des revaccinations à 7 ans. Il est possible que la divergence tienne à ce fait que beaucoup d'enfants ne subissent leur première vaccination que vers l'âge de 2 ans, — quand ce n'est pas plus tard, comme je l'ai signalé plus haut. — et qu'ainsi cette divergence ne soit qu'apparente. Je tâcherai, dans la suite, d'apporter une précision plus rigoureuse dans cette étude. Dans tous les cas, après 9 ans, la revaccination s'impose, puisqu'à cet âge 25 pour 100 des enfants ont déjà perdu leur immunité.

2° Si la revaccination est nécessaire vers la dixième et la vingtième année, comme l'exige la nouvelle loi sur la vaccination obligatoire, elle ne me paraît pas moins indiquée à d'autres périodes de la vie, tout au moins une troisième fois, et c'est l'âge de 35 40 ans qui me semble le mieux convenir. C'est surtout chez la femme que cette troisième revaccination s'impose, pour lui conférer une immunité égale à celle de l'homme, lequel la doit, en très grande partie, aux revaccinations pratiquées pendant ses périodes de vingt-huit ou treize jours.

III.

FAUSSE VACCINE OU VACCINELLE — Je n'ai compté comme succès que les cas où les pustules étaient vraiment typiques et ne prêtaient pas au doute. Les pustules à peine développées, les papules vésiculeuses, c'est-à-dire les éléments qui constituent ce qu'on appelle la fausse vaccine, n'ont été compris ni dans les succès ni dans les insuccès. Ces cas *douteux* forment un peu plus du 13 pour 100 de ma statistique.

Ici l'incubation est beaucoup plus courte que dans la vaccine vraie; au bout de vingt quatre heures, le plus souvent, apparaît une papule rosée, à peine saillante tout d'abord, qui ne tarde pas à devenir vésiculeuse. Si une pustulette se forme, ou bien elle avorte complètement, ou bien seulement le troisième ou le quatrième jour, sans arriver à s'ombiliquer; le plus souvent, on constate, vers le septième jour, une croûte noirâtre plus ou moins grosse, entourée d'une aréole inflammatoire de 2 centimètres environ, l'ensemble formant une saillie appréciable. Cette croûte tombe plus tôt que dans la vaccine vraie, sans laisser de cicatrice caractéristique.

Quelle est la nature de cette fausse vaccine? C'est là une question des plus anciennes et des plus importantes et qui n'est pas encore complètement résolue.

Pour les uns, il ne s'agirait nullement de vaccine, mais d'une réaction de nature indéterminée, qui serait due aux divers microbes contenus dans la lymphe vaccinale; d'où le nom de « *fausse vaccine* » donné à cette éruption dans laquelle l'absorption virulente ne s'effectuerait plus.

Pour les autres, au contraire, — et M. Hervieux, avec l'autorité qui s'attache à son nom, s'est fait le défenseur de cette opinion, — ce serait une vaccine vraie, modifiée par l'état de réceptivité du sujet, une vaccine atténuée.

Après M. Hervieux[1], qui a reconnu la possibilité de transmettre la vraie vaccine avec de la lymphe recueillie sur des pustules avortées, M. Burlureaux[2] a repris, en 1884, une série d'expériences qui l'ont amené à conclure à la réimmunisation des jeunes sujets par la fausse vaccine. Depuis cette époque, de nombreux auteurs sont arrivés aux mêmes conclusions. C'est donc à tort que la « *fausse vaccine* » est ainsi dénommée, et l'appellation de « *vaccinelle* » ou « *vaccinoïde* » (Cadet de Gassicourt et Hervieux) est plus conforme à sa nature et, partant, plus légitime.

Je me propose, dans la suite, d'étudier particulièrement cette question de la fausse vaccine ou vaccinelle et, dans cette intention, d'inoculer des sujets vierges avec la lymphe recueillie sur des pustules de fausse vaccine. Pour le moment, à défaut d'expériences, il me paraît que l'observation attentive des résultats

1. Académie de Médecine, sept. 1884.
2. Cité par M. Dauchez. Traité Grancher-Comby-Marfan, t. I.

obtenus par les revaccinations aux différents âges peut permettre déjà de se faire une opinion sur la nature de la vaccinelle.

La vaccinelle ne s'observe pas, comme on sait, chez un sujet qui n'a pas été immunisé antérieurement, soit par la vaccine, soit par la variole. Chez lui, la vaccine prend ou ne prend pas; ou bien il se forme des pustules typiques ou bien la piqûre reste absolument silencieuse. Il faut donc pour que la vaccinelle puisse se produire un terrain modifié par une première inoculation. Mais il faut, en outre, que la réceptivité du sujet ne soit pas totalement supprimée, c'est-à-dire que l'immunisation antérieure ne soit pas trop récente. C'est ainsi que les revaccinations pratiquées un ou deux ans après une inoculation positive restent silencieuses et ne donnent pas lieu à une éruption de vaccinelle. Chez tous les enfants revaccinés dans ces conditions, — notamment chez ma fillette âgée de 21 mois que j'ai revaccinée parce que la première inoculation, 14 mois auparavant, n'avait produit qu'une seule pustule, — la piqûre est restée absolument négative. Ce n'est qu'après un intervalle de quatre ou cinq ans que la vaccinelle peut s'observer, pour devenir de plus en plus fréquente à mesure que s'atténue, avec l'âge, l'immunité du sujet. Après huit à neuf ans, la réceptivité vis-à-vis de la vaccine devient plus grande et la vaccinelle s'observe plus rarement, tandis que la proportion de vaccines classiques devient plus considérable, d'autant plus que le sujet est plus âgé. De 30 à 40 ans, ma statistique montre 40 pour 100 de succès avec un assez grand nombre de douteux, 17 pour 100 environ. De 40 à 55 ans, la proportion des succès nettement caractérisés devient énorme, 81 pour 100, les cas de vaccinelle n'atteignant pas 9 pour 100.

Une constatation intéressante ressort de mes observations : si l'on prend deux séries de sujets, de 30 à 40 ans par exemple, tous immunisés à la naissance, les uns ayant présenté une éruption de vaccinelle à la suite d'une ou deux revaccinations ultérieures, les autres n'ayant pas subi de nouvelle inoculation, si l'on revaccine, dis-je, ces deux séries de sujets, les premiers ne présenteront qu'une proportion assez minime de résultats positifs, tandis que chez les seconds on obtiendra presque toujours des pustules vaccinales typiques. C'est du moins ce que j'ai observé.

Ce fait là me paraît plaider en faveur de la réimmunisation par la vaccinelle, et par conséquent en faveur de sa nature vaccinale vraie. Il semble, en effet, que si la vaccinelle ne conférait pas une nouvelle immunité, les deux séries de sujets devraient présenter la même réceptivité vis-à-vis du virus vaccinal et la proportion de succès devrait être sensiblement la même, aussi bien chez les sujets ayant presenté antérieurement des papules ou des pustules avortées que chez ceux n'ayant pas subi de revaccination. Or, il m'a paru qu'il était loin d'en être ainsi.

La vaccinelle ou vaccinoïde ne paraît donc pas constituer une fausse vaccine, mais une vaccine réelle, atténuée. C'est l'évolution de la vaccine chez un sujet dont la réceptivité est atténuée par une inoculation antérieure et auquel elle confère une nouvelle immunité, également atténuée et proportionnelle à l'intensité de ses éléments.

IV.

Caractères cliniques de la vaccine. — Au point de vue clinique, les caractères de la vaccine ne se sont guère écartés du tableau classique. Un léger engorgement ganglionnaire a été souvent observé, malgré l'absence de toute complication septique. La fièvre a manqué parfois, et dans la plupart des cas où elle a existé, elle a été assez légère. Mais à l'encontre de ce qui est admis généralement, à savoir que chez les sujets revaccinés les pustules sont plus faiblement développées et que chez eux le mouvement fébrile est moins fréquent et moins marqué, j'ai observé, surtout chez des femmes ayant atteint ou dépassé la quarantaine, des pustules vaccinales énormes, déterminant une réaction inflammatoire vive et une élévation notable de la température.

L'apparition de la papule s'est faite généralement, comme c'est la règle, vers le quatrième jour; mais dans quelques cas la vaccine a été *tardive*, la pustule n'étant survenue qu'après douze jours dans un cas, quatorze jours dans un autre.

Comme anomalie, je signalerai seulement quelques pustules bigéminées, formées de la soudure intime de deux éléments vaccinaux, et provenant, sans aucun doute, de ce qu'une deuxième piqûre a été faite involontairement dans le voisinage immédiat d'une autre, par suite d'un mouvement brusque de l'enfant au moment de l'opération.

En dehors de la lymphangite plus ou moins marquée qui accompagne l'évolution de la pustule vaccinale, je n'ai pas observé de complications septiques, grâce aux précautions de nettoyage de la peau. Je citerai deux cas d'érythème vaccinal morbiliforme, bénins, sans élévation de température, ainsi qu'un cas de miliaire, et un cas d'eczéma impétigineux chez un enfant qui avait antérieurement présenté des poussées analogues.

www.ingramcontent.com/pod-product-compliance
Lightning Source LLC
LaVergne TN
LVHW012018170826
845678LV00004BA/1552
9782329624310